U0216891

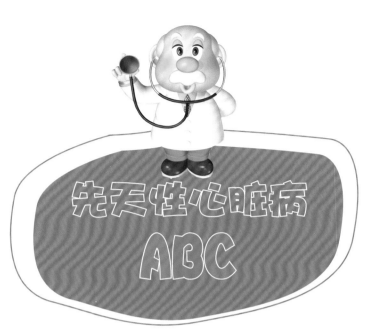

先天性心脏病ABC

厦门市医学会组织编写

舒涛　杨雪茹　著

厦门大学出版社
XIAMEN UNIVERSITY PRESS

国家一级出版社
全国百佳图书出版单位

作者简介

舒涛，主任医师，1983 年毕业于华中科技大学同济医学院，后在武汉市儿童医院工作，2003 年人才引进至厦门大学附属中山医院、厦门市心脏中心。先后研修于上海新华医院、意大利热那亚 G.Gaslini 儿童医院、日本东京女子医科 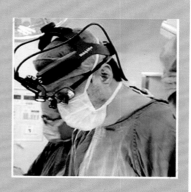 大学日本心脏研究所、柏林德国心脏中心。担任中华小儿外科学会胸心组委员、福建省胸心血管外科学会常务委员、厦门市胸心外科学会副主任委员，为中华慈善总会援助项目福建省审批专家。

从事小儿心脏外科 30 年，具有扎实的小儿心血管外科、小儿外科、儿科专业知识，在产前诊断，新生儿、小儿、成人各种复杂先天性心脏病的诊断、手术及术后处理，以及肺动脉高压症的治疗方面积累了丰富的经验。主刀各种先天性心脏畸形手术超过 2 000 例，组织完成的科研项目"同种带瓣管道移植治疗复杂先天性心脏病"获得科技进步三等奖，先后在国内外专业杂志发表科研论文 25 篇。长期的临床工作、实践，及坚持不断的学习、创新，形成了自己的独到见解，获得广泛认可，是福建省先天性心脏病治疗领域的知名专家。

前言

　　先天性心脏病是小儿多发病，占新生儿死亡率的第一位。其疾病演变有其特殊性，需在一定的时限内治疗，如果未及时治疗，丧失机会，会危及患儿生命；同时并发症多，危险性大，治疗方法也多样性，不断有新技术、新方法采用。宝宝出生，对家庭是欢天喜地的事情，一旦发现患有先天性心脏病，往往不知道怎么办，希望了解相关的知识。作者根据先天性心脏病的基础理论及自己的临床工作经验，结合目前世界新技术、新进展，融会贯通，对先天性心脏病进行分类、总结，努力让其通俗易懂。内容包括对先天性心脏病的病因、临床症状、检查、诊断和治疗方法及手术后康复指导。全书观点新颖，通俗易懂，内容丰富，科学适用，适合于患儿家属、医学生，及关心先天性心脏病的各位读者。

目录

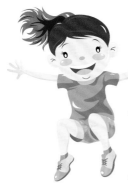

宝宝为什么会患先天性心脏病

先天性心脏病，简称先心病，是小儿常见疾病，发病率为 0.7%，在我国高原地区如西藏、青海、甘肃可达 1.4%。是新生儿死亡的首要原因。由于在胚胎发育早期，孕 4 月以前，胎儿发育受到各种因素影响，出现障碍，造成心脏畸形。其病因尚未完全清楚，与以下因素有关：

遗传　近期研究表明人体第 21 号染色体的—aa 节段的缺陷与先天性心脏病的发生有密切关系，常见染色体异常引起的疾病如 Down 综合征多合并心内膜垫缺损、室间隔缺损等。有一些家族发病率明显高于其他家庭，在我们治疗过的患儿中，见过孪生姐妹、父子、母女、兄妹、堂兄妹均发病。

感染和母亲患病　母亲在怀孕早期患过流感、风疹等病毒感染，也许自己并不在意，但已经对胎儿产生影响。母亲患有其他代谢疾病，如糖尿病、维生素 A 缺乏，酗酒，曾有过先兆流产，服用药物和反复保胎史。

特定的工作环境　接触过量放射线、化工产品、异常气体，生活、居住的环境污染严重，如从事制鞋、制革工作。

地区高发　流行病学调查证实高原地区新生儿先天性心脏病的发病率比沿海地区明显要高。

试管婴儿　比正常受孕的宝宝，先天性心脏病发病率要高。

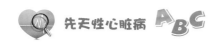

可以产前诊断吗

　　怎样才能减少先天性心脏病的发生呢？首先应去除病因，加强对发病原因的研究，让胎儿在孕期获得较好的成长环境。现在人们的收入较以前是增加了，但并不代表生活质量提高，新生命的诞生会受多方面因素的影响，如精神、心理、环境、生理等。怀孕后应注意营养、休息，还必须定期产前检查。世界上有一些国家用法律规定必须产前检查，目前我国也实施相同管理制度。对胎儿进行与先天性心脏病有关的检查，包括胎儿染色体、心脏彩超及其他检查。在孕 16~20 周时，行胎儿心脏彩超检查，可以发现大多数的先天性心脏病，三维彩超可以清楚显示宝宝形态（图 1），二维可以诊断大部分心脏畸形（图 2）。核磁共振检查也是有效方法，可以帮助父母清楚了解胎儿心脏的发育状况，让医生可以早期诊断，特别是一些严重的先天性心脏病，如 Down 综合征合并完全性房室共同通道，单心室及永存动脉干。对这些将来治疗困难的疾病，要让家长充分了解其预后。

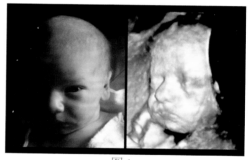

图 1

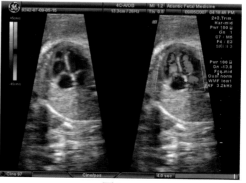

图 2

观察宝宝是否患先天性心脏病

宝宝出生，全家高兴，知道患有先天性心脏病，肯定担心，妈妈最想知道，宝宝的病严重吗？可先行自己观察，就心中有数了，注意以下表现：

呼吸 宝宝平静时呼吸是否吃力，有无鼻翼扇动、三凹征。也有少数病情非常严重的患儿不具备自主呼吸能力，出生后即需要呼吸机辅助，必须急诊手术，才能获得生存机会。

吃奶 是宝宝生后早期的最大运动。先心病患儿心功能差，肺血增多，吃奶力气不够，吮吸无力，吃奶过程中需要反复休息、喘气，吃吃停停，食量也比正常婴儿明显小。

哭声小 部分患儿，因为先天性心脏病致左心房扩大，压迫喉返神经，而影响发声，表现为哭闹时声音小，像小猫的叫声。

易患呼吸道感染 特点为经常、反复，而且不易治愈，发展成肺炎、心衰，甚至危及生命。

体重不增 出生前 6 月，正常情况下，按体重 0.6 kg/ 月增加，先心病患儿生后 2～3 月，体重不增甚至减少。由于体循环血量下降，影响生长发育，宝宝可消瘦，面色苍白，眼睛无神，不爱活动。我们曾见过年龄 1 岁体重只有 3 kg 的室间隔缺损患儿，就像难民营的小儿，完全是皮包骨头。

紫绀及杵状指（趾） 在肺血减少的先天性心脏病患儿中，嘴唇、指（趾）末梢紫绀（图 3），成杵状，球结膜等毛细血管丰富的地方出现青紫。

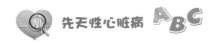
阵发性缺氧发作 紫绀患儿因吃奶、哭闹、情绪激动等，可突发呼吸困难，严重者可引起突然昏厥、抽搐，甚至死亡。

先天性心脏病诊断并不困难，体检时大多数可以听到心脏杂音，但重度肺动脉高压的患儿也可以没有杂音，仅有肺动脉第二音亢进。胸部 X 拍片、心脏彩超基本可以诊断大多数先天性心脏病。畸形复杂的患儿需行心血管造影检查。

我们应该记住先天性心脏病是一个胚胎发育障碍造成的疾病，可累及多个器官，常见与心脏手术有关的并发疾病有气管狭窄、漏斗胸、膈肌膨升，还有先天性无肛、腹股沟斜疝等，需要在术前诊断清楚，评估对手术的影响，如可能也尽力一起治疗。

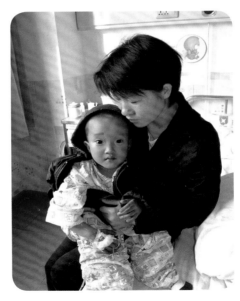

图 3

正常人心脏的解剖及生理是怎样的

人体心脏的基本结构及生理过程：

人体的心脏由左、右心室，左、右心房及大血管组成（图4、图5），血液从左心室—主动脉—大、小动脉—毛细血管—组织（应用）—小、大静脉—上、下腔静脉—右心房—右心室—肺动脉—肺组织（氧合）—肺静脉—左心房—左心室（图6）。左心室出口有主动脉瓣，与左心房之间有二尖瓣；右心室出口有肺动脉瓣，与右心房之间有三尖瓣。正常情况下右心房压力4~8 mmHg，左心房压力5~10 mmHg，收缩期右心室的压力大约为左心室的1/2，肺动脉的压力不超过主动脉压力的1/4。正常人心脏房、室间隔是完整的。

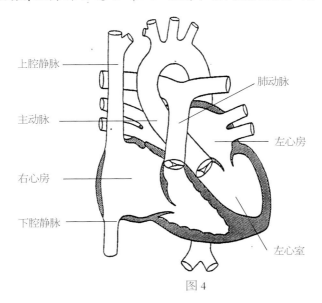

图4

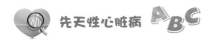
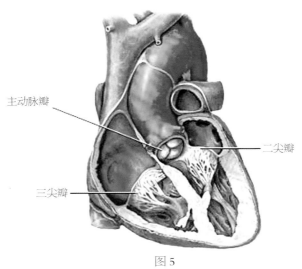

主动脉瓣

二尖瓣

三尖瓣

图 5

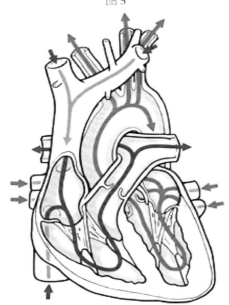

图 5

常见肺血增多的先天性心脏病有哪些

先天性心脏病中最常见的为肺血增多先天性心脏病，包括动脉导管未闭、房间隔缺损、室间隔缺损、房室间隔缺损。其发病率超过先天性心脏病的50%。

1. 动脉导管未闭（PDA）（图7）

动脉导管是胎儿残留结构，在胎儿期，50%以上的血液通过脐动、静脉，从右心到左心，是血液从右心室和肺动脉进入循环的主要通道。动脉导管起源于左肺动脉，在左锁骨下动脉远端与降主动脉相连接。生后24小时内导管组织的平滑肌收缩致导管功能性关闭，88%新生儿出生2~6周后完全闭合，3月以后还未闭合可以诊断为先天性心脏病，6月以后则无自行闭合的可能。

2. 房间隔缺损（ASD）（图8）

分为原发孔缺损和继发孔缺损，是先天性心房间隔发育障碍，造成心房水平的交通。继发孔缺损常分为中央型、上腔型、下腔型、混合型。也有患儿合并有肺静脉异位引流等其他心脏畸形。

3. 室间隔缺损（VSD）（图9）

左、右心室之间存在异常交通，VSD大小不一，可单发或多发，并可以合并其他心内、外畸形。根据VSD存在的位置分为膜部、膜周部、肺动脉瓣下和肌部。

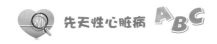

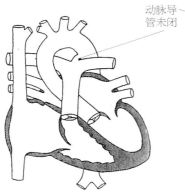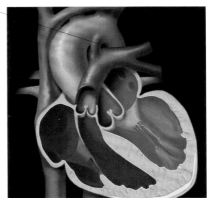

动脉导管未闭

图 7

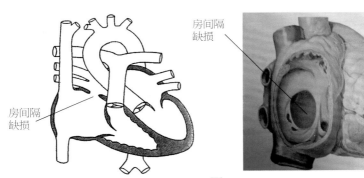

房间隔缺损

房间隔缺损

图 8

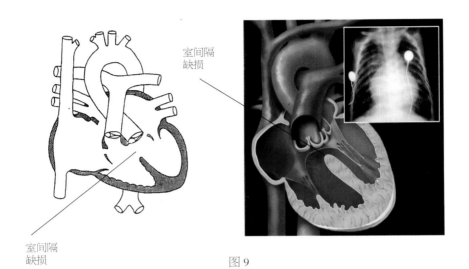

图 9

　　房室间隔缺损为一组复杂的先天性心脏畸形，又称为房室共同通道或心内膜垫缺损，半数以上伴有 Down 综合征，解剖上主要是房室间隔缺损和房室瓣畸形（图 10），分为 Rastelli A、B、C 型。

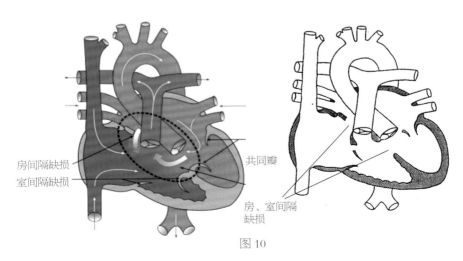

图 10

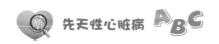

　　肺血增多的先天性心脏病占 $70\% \sim 80\%$。共同特点是心内存在左向右分流致肺血增多，临床症状常有呼吸急促，易发上呼吸道感染，进食量少，体重不增。按其分流量的大小，出现不同的临床症状，出现越早，证明病情越重。

先天性心脏病可以先观察等待吗

先天性心脏病确诊后，最关心的是，严重吗？需要马上做手术吗？可以根据我们前面所述症状、体征及检查结果，进行基本的判断。

生后早期 3 月以内，从胎儿循环转变至正常生理血液循环，卵圆孔未闭，小的房间隔缺损，或动脉导管未闭，会持续一段时间，大部分可以自己愈合，对生长发育没有影响。生后常见肺动脉高压，是胎儿循环到正常循环逐步变化的过程。宝宝在出生时肺动脉压力与主动脉压力基本相等，2 周后为主动脉压力的 1/2，3 月后应低于主动脉压的 1/4，新生儿期较常见有一过性肺动脉高压、三尖瓣反流，不需要特别处理。没有临床症状，不影响生长发育，体检时发现局限、轻微的心脏杂音，心脏彩超证明左向右分流量不大的动脉导管未闭，导管直径（Φ）≤降主动脉的 1/2，小房间隔缺损直径≤ 5 mm，膜部室间隔缺损≤主动脉直径的 1/2，部分可以在 3 月左右闭合。如果没有临床症状，先观察到 3 岁，部分体检仍有心脏杂音可行介入治疗，即使不手术也不会对患儿生长发育产生影响，科学的界定还是需要心导管检查。

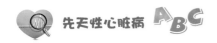

哪些先天性心脏病可以介入治疗

如果宝宝先天性心脏病的诊断确立，家长当然希望选用对患儿创伤小、恢复快的方法。但是每一种治疗方法都有一定适应范围，治疗技术不断向早期、微创、根治方向发展。近年来广泛应用的介入技术是指经股动、静脉或直接经胸壁、心表的途径将特定的装置送入心脏，治疗先天性心脏病，常应用于小儿，包括动脉导管未闭、房间隔缺损、室间隔缺损的封堵术，肺动脉狭窄的球囊扩张术，扩大血管狭窄部位的支架术，具有损伤小、恢复快的特点，是简单、有效的治疗方法，但有其适应范围。常用介入治疗适应证为：（1）动脉导管未闭；（2）房间隔缺损应是中央型，直径 ≤ 30 mm，有边缘，边缘距离冠状静脉窦、房室瓣和右上肺静脉的距离 ≥ 5 mm；（3）膜部室间隔缺损直径 ≤ 8 mm 或嵴内、肌部的小室间隔缺损与心脏各瓣膜有一定距离；（4）轻至中度肺动脉瓣狭窄，不伴有右室流出道狭窄等。封堵器的构造是镍、钛合金的网状结构，形状像伞一样（图 11），植入一段时间后，内皮细胞可以生长上去，达到与正常组织一致。我们使用超过 1 000 例，未发现封堵器远期脱落等严重并发症。如不符合介入治疗适应证的患儿，只能选择外科手术治疗。

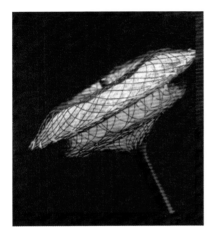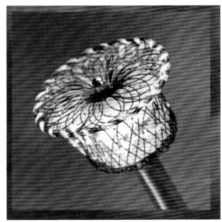

图 11

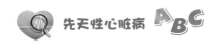

需要急诊手术吗

　　婴幼儿先天性心脏病病情较重，需要手术，可分为相对急诊手术和急诊手术治疗，各医院根据自己的条件来划定。

　　肺血增多的先天性心脏病患儿，有点头呼吸，吃奶需换气、休息，体重不增，有过呼吸道感染史，体检有心脏杂音，第二音亢进，胸片示有心影扩大，肺血增多，心彩超诊断明确，动脉导管未闭，导管直径大于降主动脉直径 1/2；室间隔缺损直径超过主动脉直径 1/2，有相对急诊手术的指征。

　　平静状态下呼吸急促，是凹征。有过肺炎、心衰和使用呼吸机辅助呼吸病史，室间隔缺损直径接近患儿主动脉直径，或合并房间隔缺损、动脉导管未闭等不同部位的左向右分流，则应急诊手术。不应该等待肺炎痊愈，或体重达到多少。

　　房室间隔缺损患儿应早于 6 月内手术，最迟不得晚于 1 岁，因 1/2 的患儿可在 6 月内死亡，96% 的患儿在 1 岁时已经有肺血管病变。

　　不需要急诊手术的房间隔缺损、室间隔缺损患儿各医院决定手术时间不同，我们认为房间隔缺损 1 岁以后，室间隔缺损 6 月以后比较合适。室间隔缺损的位置也是确定手术时间的重要因素，如双瓣环下室间隔缺损，往往因为有主动脉瓣遮挡，彩超检查时室间隔缺损小于实际测量大小，但长时间未手术治疗，会导致主动脉瓣脱垂、增厚，引起不可复的主动脉瓣病变，主张早期手术治疗。

　　手术方法

　　动脉导管未闭的治疗目前应用较多的是经左后外侧开胸的动脉导

管结扎术，或介入治疗，常见问题有手术中出血、喉返神经受影响引起术后出现声嘶、乳糜胸等。

房间隔缺损、室间隔缺损手术治疗是在全麻体外循环下行房间隔缺损、室间隔缺损心内直视修补术，小儿修补材料多用自体心包片或涤纶补片。常见问题有手术中出血、传导阻滞、肺动脉高压危象、心功能不全，术后呼吸功能难以恢复、不能拔管、残余分流。

房室间隔缺损手术方法较多，需修补房室间隔缺损及二、三尖瓣，并行瓣环成形。手术后常见的并发症有心功能不全、房室传导阻滞、二尖瓣反流等、肺动脉高压，反复肺部感染的患儿脱机困难。

多发室间隔缺损，因为需要从左心室切开暴露，一般先行肺动脉环缩，防止肺动脉高压，等待1岁以后再行根治术。

大室缺往往早期形成肺动脉高压，没有左向右分流，当然就没有杂音。

病例1　同事，小儿普外科的主任，孙子1岁多，吃得少，长得瘦，常感冒，住在医院内，总找有经验的专家看。听诊没有发现心脏杂音，用药几天之后都会好，也没有在意，认为小孩子感冒，肺炎经常会有。一次因为肺炎久治不愈住院，拍片发现心影已经很大，肺血多，心脏彩超诊断为室间隔缺损、肺动脉高压，缺损直径大于1.5 cm，手术之后恢复也不顺利。

告诉家长们，住在医院也不可大意，孩子活动少，长不好，经常感冒，都是先天性心脏病的症状，应该早期全面检查。

告诉医师们，先天性心脏病的检查不能只听有没有杂音，必须要辅助检查，全面评估。杂音响，说明左、右心室压力差大，说明患儿还没有肺动脉高压。

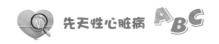

未及时手术对患儿有影响吗

应该早期手术的宝宝如果未及时手术治疗，影响患儿生长发育，容易肺部感染，不易治愈，是儿科肺炎死亡的重要原因。常有先天性心脏病合并肺炎，已经上呼吸机治疗，很危险，再会诊、讨论治疗方案，医师往往决策困难，在肺部感染急性期不具备手术条件，需等待感染控制后才能手术，一些患儿就永远失去治疗机会。由于未及时治疗，患儿心脏结构的病理改变会逐渐加重，心腔扩大，瓣膜反流，致心功能不全。

先天性心脏病血流动力学改变，出现涡流，导致细菌在心腔内繁殖，引起感染性心内膜炎（图 12），一旦发生，非常危险，后果严重。我们在临床上曾经见过这样的病例。

病例 2　戴同学，女，12 岁，读初中二年级，以前检查患先天性心脏病，没有治疗，近 1 周持续高热、心慌入院儿科。会诊：患儿表情痛苦，发热面容，体温 39 ℃，呼吸急促，双肺可以闻及干、湿啰音，胸骨左缘可闻及Ⅲ～Ⅳ级收缩期杂音，心尖区可闻及Ⅱ级舒张期杂音。心脏彩超：1. 先天性心脏病、右冠状动脉右房漏；2. 感染性心内膜炎，二尖瓣、三尖瓣重度反流，瓣缘有赘生物，腱索断裂。患儿控制感染后行冠状动脉漏修补，双瓣置换术，远期的生活质量受到很大影响。如果早期行冠状动脉漏修补术，不仅手术简单，预后也会好得多。

告诉我们，先天性心脏病未及时治疗，往往会导致严重后果，甚至可危及生命。

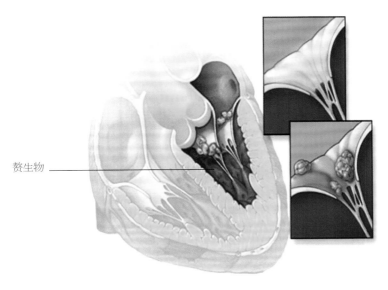

赘生物 ————————

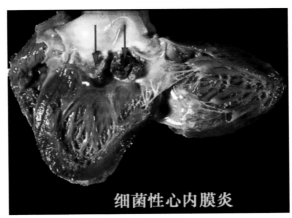

细菌性心内膜炎

图 12

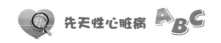

成人也有先天性心脏病吗

　　成人先天性心脏病很常见，与小儿相比，有其特点。有以下情况常见：1. 在我国有一些边远地区，早期检查、治疗先天性心脏病的医疗条件有限。2. 小时候没有症状，没去过医院，年龄大后出现症状，检查才发现。如一些女性的房间隔缺损，部分性心内膜垫缺损。3. 也有一些家庭讳疾忌医，从来不去医院，待出现症状了才发现，已经很晚，丧失治疗机会，临床常见一些简单先天性心脏病导致重症肺动脉高压。4. 年幼时已经发现，因为经济和其他原因未及时治疗。5. 已经治疗过，出现远期并发症，如法洛氏四联症、肺动脉狭窄远期的肺动脉瓣反流，完全性心内膜垫缺损手术后二尖瓣狭窄，反流都会在成年后再次手术治疗。

　　病例3　同事，大学毕业在医院工作几年，个子高，很帅气，80年代想出国，找爱人，他希望女孩子身材窈窕，皮肤白，秀秀气气，最好是学外语专业。过几天朋友帮他介绍了一个大学的英语老师，一见钟情，很满意。经常带来玩，大家很熟悉，容易说到身体怎样。一次，女孩子说，平时身体还好，但是容易感冒，不注意时会觉得心跳，找我们心外监护的教授听一下，发现胸骨左缘收缩期Ⅱ～Ⅲ级吹风样杂音。心脏彩超诊断为房间隔缺损。

　　告诉我们，平时体检，辅助检查是必需的，不可只凭感觉。

什么是肺动脉高压

肺动脉高压是指在海平面安静呼吸时由右心导管检查测得肺动脉平均压 ≥ 25 mmHg，先天性心脏病是引起肺动脉高压的常见原因之一。左向右分流的先天性心脏病如室间隔缺损、房间隔缺损、动脉导管未闭、房室间隔缺损，由于肺血流量的异常增加，肺血管收缩对抗过多的血流导致肺动脉压力增高。早期手术之后，可以恢复至正常，称为动力性肺动脉高压。如未及时治疗，随着年龄的增加，肺血管发生病理性改变，中膜增厚，内膜增生，肺动脉高压不能逆转，形成病理性肺高压。也有患儿肺血管病变快，很早期形成肺动脉高压。常用的分级为：肺动脉峰值压力/主动脉峰值压力，$0.45 \sim 0.75$ 为中度，≥ 0.75 和肺动脉压力 ≥ 60 mmHg 为重度肺动脉高压。肺动脉高压反过来加速心脏扩大，心肌纤维化，收缩力降低。晚期肺动脉压力超过主动脉压力，出现右向左分流，临床表现为紫绀，体检无心脏杂音，肺动脉第二音亢进，血氧饱和度下降，$\leq 95\%$。X 胸片显示：肺动脉动脉隆突，呈残根样改变，外带肺血减少。心导管测压，计算肺动脉阻力 ≥ 8 Wood 单位，称为艾森门格综合征（图13、图14），丧失手术机会。

肺动脉高压会增加手术风险，延长术后恢复时间，在治疗先天性心脏病的同时，需治疗肺动脉高压。不然，出现肺动脉高压危象，也是引起死亡的常见原因。如果手术前诊断已有重度肺动脉高压的患者，治疗方案需更加周全，包括手术前、手术中、手术后的相应处理。因为这些患者，肺血管已经有病变，需要常规应用靶向治疗药

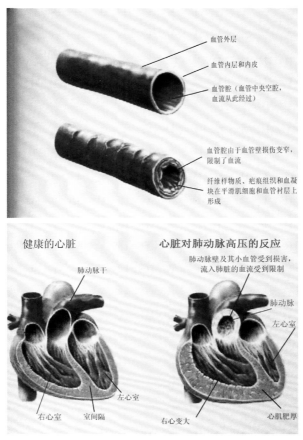

图13

物，有些病人甚至需要终生用药，才能提高生活质量，降低死亡率。
也有少数病例，先天性心脏病根治一段时间后，肺血管会继续病变，
导致严重的肺动脉高压。术后必须定期复查，及时发现，早期治疗，
减少肺动脉高压危象的产生。在我国仍有一定数量的简单先天性心脏
病因未时治疗，导致的重度肺动脉高压或艾森门格综合征患者，靶向

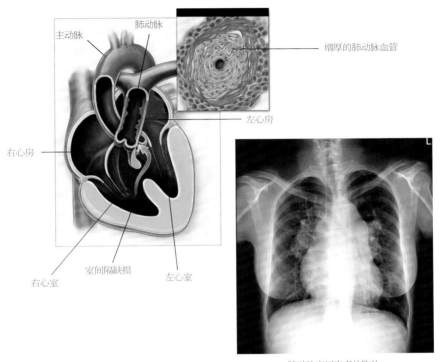

主动脉　肺动脉

增厚的肺动脉血管

左心房

右心房

室间隔缺损　左心室

右心室

肺动脉高压患者的胸片

图 14

药物治疗对于提高生活质量是有帮助的。需注意：（1）长期治疗，定期随访；（2）不可重体力劳动和运动；（3）不可怀孕；（4）每天吸氧，测体重，控制入量；（5）预防接种流感疫苗，任何肺部感染都会引起危险。

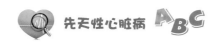

病例 4　陈小姐，23 岁，大学毕业，其外甥在我科行法洛氏四联症根治术。来看病人，找笔者也看一下自己的病。主诉：小时常感冒，检查有心脏病。2 岁之后，感冒减少，也没有再去医院，平时体质稍差，上学不参加体育课。体检：生长发育基本正常，口唇、四肢末梢轻度紫绀，未闻及杂音，肝不大。拍片、心脏彩超诊断：室间隔缺损，重度肺动脉高压，双瓣环下室间隔缺损，直径 2.0 cm，双向分流，肺动脉压 110 mmHg。入院后行心导管检查，肺动脉阻力 ≥ 8 Wood 单位，早期艾森门格综合征，丧失手术机会。

身边的事情，复杂吗？遥远吗？都不是，为什么不在小的时候，去医院检查一下，做个心脏彩超，及时治疗？这样也就不会出现这样的结果了。

告诉我们，先天性心脏病必须早期检查，早期治疗，不然会耽误孩子一生。简单先天性心脏病，因为没有及时治疗，而丧失机会，教训惨痛。

常见肺血减少的先天性心脏病
——肺动脉瓣狭窄、法洛氏四联症

　　肺动脉瓣狭窄、法洛氏四联症及其他合并有肺动脉狭窄的先天性心脏病，出生或几个月后口唇、四肢末梢出现紫绀，哭吵后加重，体重不增，活动一下后会蹲下来休息，即蹲踞。加重时出现呼吸急促，严重可致抽搐，意识丧失而危及生命。由于缺氧，紫绀，血液浓缩，实验室检查 HB ≥ 18 g，表示紫绀严重，血液浓缩，流速减慢，脑发育受影响，不及时治疗可致严重的并发症，如脑栓塞、脑脓肿、感染性心内膜炎。体检：口唇、四肢末梢紫绀，杵状指（图15），发育延迟，心脏杂音。法洛氏四联症患儿可闻及心脏杂音，表示肺动脉有血流通过。响亮者则肺动脉发育好，没有则肺动脉发育差。X 胸片及心脏彩超可以明确诊断。必要时需行心导管及多层螺旋 CT 检查，以明确肺动脉发育状况，制定治疗方案。肺血减少的先天性心脏病，有反复缺氧发作史，则有急诊

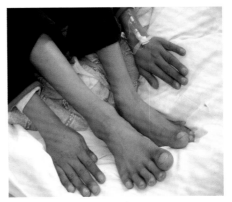

图15

手术指征。紫绀严重，平时血氧饱和度低于70%，有代谢紊乱，需先行减症手术。现在新生儿、婴幼儿手术也越来越多，安全性也明显提高。应该手术的患儿，未及时治疗，往往加重病情。

1. 肺动脉瓣狭窄（图16）

轻度肺动脉瓣狭窄，肺动脉瓣压差≤30 mmHg 可不用治疗；中度 30～60 mmHg，可行介入治疗，即用球囊扩张肺动脉瓣，使其血流通畅；重度≥60 mmHg，有瓣环狭窄、右室壁增厚、流出道狭窄，只能手术治疗。根据右心室的发育情况，选择行右心室流出道补片扩大术。如果伴有房间隔缺损，应该有限度地保留，三尖瓣反流一般不需处理，手术疏通右室流出道。肺动脉瓣狭窄后，因没有肺动脉瓣，往往存在肺动脉反流，加上已经存在的三尖瓣反流，对远期右室功能有一定影响，将来有再次手术植入肺动脉瓣的可能。

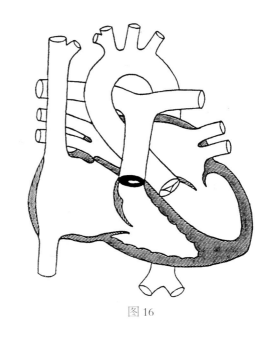

图 16

2. 法洛氏四联症

是一种复杂的先天性心脏畸形，包括肺动脉狭窄、室间隔缺损、主动脉骑跨、右心室肥大（图17、图18）。治疗分为一次根治术、分次手术。指征常用的为 Mcgoon 指数，即肺动脉分叉处的左、右肺动脉之和／降主动脉膈肌水平的直径，≥1.5，为肺动脉发育较好，可行根治手术；1.2～1.5 可以根治手术，但风险较大；≤1.2，则应分次

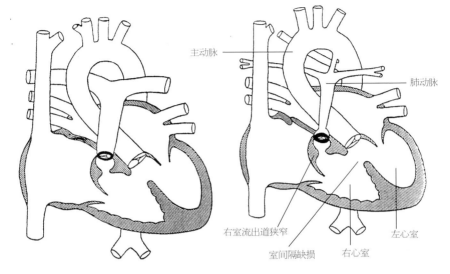

主动脉

肺动脉

右室流出道狭窄

室间隔缺损

右心室

左心室

重症法洛氏四联症

图 17

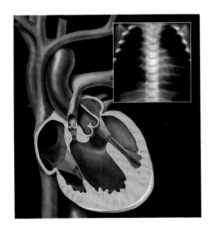

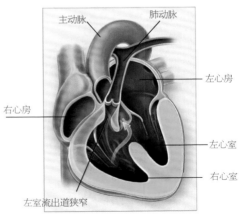

主动脉

肺动脉

左心房

右心房

左心室

右心室

左室流出道狭窄

图 18

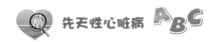

手术，先行减症手术，增加肺动脉血流量，促进肺动脉发育，达到条件后，才可行根治手术。根治手术包括室间隔缺损的修补及右室流出道加宽。手术时间根据患儿病情而定，一般在 1 岁以后。如有反复缺氧发作则尽早手术。缺氧发作的治疗：需立即吸氧，给予心得安 0.1 mg/kg 静注，或新福林 0.1～0.2 mg/kg；纠正酸中毒，给予 5% 碳酸氢钠 1.5～5.0 mL/kg 静注，用吗啡 0.1～0.2 mg/kg，平时可用心得安 1～3 mg/kg 口服治疗。肺动脉发育不良的法洛氏四联症，只能分次手术，最常用的有体—肺分流（blalock-taussing）手术（图 19），用人造血管连接锁骨下动脉至肺动脉，增加肺血流量，等肺血管发育后再行造影检查，肺发管发育达到根治手术标准后，再行根治手术。右室流出道加宽术：不具备根治手术条件，先解除右室流出道狭窄，增加肺动脉血流量，待肺动脉发育状况改善后，再二期关闭室间隔缺损。术后治疗：法洛氏四联症患儿由于长期紫绀，肺血管侧支循环较多，手术对右心室结构改变较大，术后恢复需要较长的时间，常见的并发症

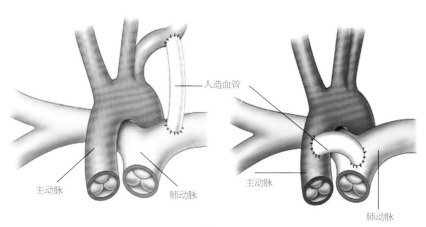

图 19

有肺出血、心功能不全、尿少等，呼吸机治疗及强心、利尿治疗时间要相对长一些。

病例 5　陈宝宝　男 1 岁 4 月，发现心脏杂音 1 年入院。体检：SaO_2 79%，口唇及四肢末梢紫绀明显，双肺呼吸音清晰，未闻及干、湿性啰音，心前区无隆起，听诊心率 112 次 / 分，律齐，P2 减弱，胸骨左缘第 3、4 肋间可闻及收缩期Ⅲ/6 级吹风样杂音，未闻及奔马律及心包摩擦音。查 X 胸片，心腰凹陷，肺血减少。心彩超示：先天性心脏病法洛氏四联症。肺动脉发育可，降主动脉与肺动脉之间见侧枝循环建立，McGoon 指数 1.54，多排螺旋 CT 纵隔可见丰富侧枝形成，未见粗大侧枝。行法洛氏四联症根治术，修补室间隔缺损，右室流出道至左肺动脉跨瓣环扩大补片。

手术后循环系统稳定，呼吸功能逐渐改善，胸片右肺示渗出性改变，呼吸机治疗氧合改善。第 4 天拔出气管插管，拔管后血氧饱和度下降，吸出粉红色泡沫样痰，8 小时后再插管。复查胸片，右肺完全实变，继续呼吸机治疗 5 天，氧合明显改善后再次拔出气管插管，4 小时后再次出现粉红色泡沫样痰，再插管。继续呼吸机治疗 5 天仍痰中带血，行气管切开，插入带囊气切导管。气切术后第 3 天，突然气切以上气管内大量出血，因有气切导管囊阻挡，血液未进入肺部，吸出约 300 mL，后用气囊压迫。3 天后出血停止，反复试验松开气囊，无出血后取出，继续呼吸机治疗，逐步进食，恢复体力。复查胸片，肺部渗出性逐步减少，氧合改善。康复，反复锻炼脱离呼吸机，于手术后 37 天拔出气切导管，治疗 2 周后出院。

其他常见先天性心脏病部分右室双出口与法洛氏四联症有相似之处。

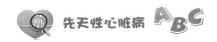
循环梗阻引起的先天性心脏病

——主动脉缩窄、完全性肺静脉异位引流、三房心

    主动脉缩窄   与完全性肺静脉异位引流有共同特点，即心脏和血管先天性梗阻畸形而引起一些机体部位血流增多，另外一些部位减少，病情危重，进展快，也是引起新生儿期死亡，需要急诊手术的常见疾病。

    主动脉缩窄是指主动脉在动脉导管韧带邻近区的主动脉局限性狭窄（图20），部分同时有主动脉弓发育不良、动脉导管未闭等。当主动脉横截面积缩小超过50%会出现明显压力阶差，心内畸形多合并，

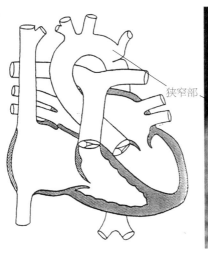
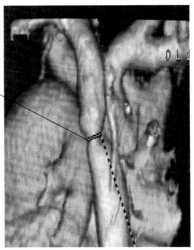

狭窄部

图20

如室间隔缺损、房间隔缺损。

临床表现为呼吸急促、心率加快、喂养困难、多汗等心力衰竭表现。体检：部分有差异性紫绀，下肢冰冷，股动脉、足背动脉搏动消失，上肢血压高于下肢血压，下肢血压测不出。常合并其他心脏畸形，如房间隔缺损、室间隔缺损、动脉导管未闭、肺动脉高压等。出现心功能不全，则需要急诊手术。手术指征：造影检查狭窄部管腔横截面积小于正常的 50%，狭窄段压差 ≥ 50 mmHg，上肢血压 ≥ 150 mmHg，上肢血压比下肢血压高 20 mmHg。

治疗方法 缩窄并心内畸形根治术，体外循环下矫正心脏畸形的同时，切除主动脉狭窄段，再行扩大的端—端吻合。如果没有心内畸形，则不用体外循环，从左胸切口，行狭窄段切除后，主动脉端—端吻合术，或狭窄段补片扩大术。

完全性肺静脉异位引流 指左、右肺静脉连接到体静脉循环，导致氧合血直接或间接回流到右心房的先天性心脏结构上的异常。未与左心房连接的左、右肺静脉共同连接形成共干 → 经过垂直静脉回流至无名静脉 → 上腔静脉或（上腔静脉，冠状窦）→ 右房 → 房间隔缺损（图 21）。根据血液回流通道进入心脏的部位，分为心上型、心内型、心下型、混合型。两种情况影响血流畅通，共干细或与无名静脉连接处狭窄，房缺小，都可使血流梗阻，危及生命。

临床症状：患儿平时仅有轻度紫绀，生长发育落后于正常儿。合并肺部感染时，患儿烦躁，紫绀加重，呼吸困难，是高度危险信号。因为血液滞留在肺内，引起肺瘀血，氧合下降，肺动脉压力增高，致心功能不全，易出现猝死，危及生命。胸片显示心脏扩大，肺动脉段扩张，肺血增多，心脏彩超检查因血管畸形连接位于心脏后，清楚显示困难，需要螺旋 CT 血管造影检查才能明确显示共同静脉干及肺

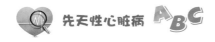

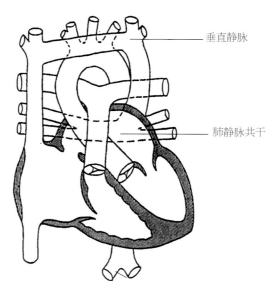

垂直静脉

肺静脉共干

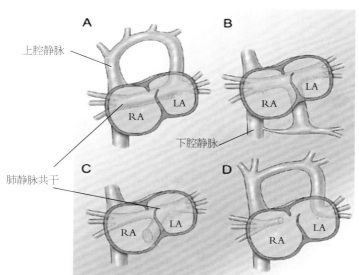

A

上腔静脉

RA

LA

B

LA

RA

下腔静脉

肺静脉共干

C

RA

LA

D

RA

LA

RA 右心房

LA 左心房

图 21

静脉、左房发育情况。原则上诊断确立，都应尽快手术。但有部分患儿临床症状不明显，心脏彩超示房间隔缺损大于 10 mm，共干大于 5 mm，可以成长到 6 个月以后手术治疗，手术方法多用共同静脉干与左房顶吻合术。

新生儿有缺氧、紫绀症状，吸氧、应用呼吸机仍不能改善，没有明显的心脏杂音，X 胸片示心影扩大，肺动脉段隆突，行心脏彩超心脏结构基本正常，肺静脉显示不清，其他诊断困难，要高度怀疑此病。

常见先天性心脏病三房心与完全性肺静脉异位引流有相似之处。

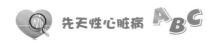

新生儿期急诊先天性心脏病

常见新生儿期的危重先天性心脏病有完全性大动脉转位、肺动脉闭锁，其共同特点是依赖动脉导管开放而获得成活机会。

完全性大动脉转位　大动脉转位的定义为心房与心室连接一致，而心室与大动脉连接不一致，肺动脉发自左室，主动脉发自右室，在室间隔完整的大动脉转位（图 22）。血液未经过氧合参加循环，患儿生后出现青紫死亡，必须依赖动脉导管开放，或卵圆孔未闭，血液混合，得到部分氧合来维持生命。

临床症状：紫绀，呼吸急促，心率加快，肝脏大。心脏彩超可明确诊断。大动脉转位多合并有房间隔缺损、动脉导管未闭等左向右分流，患儿才可以成活。

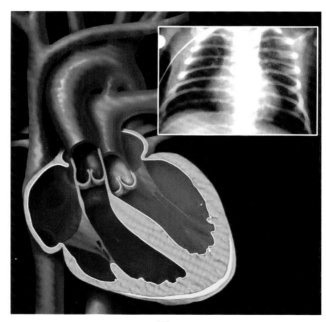

图22

早期的治疗是应用药物保持动脉导管开放。患儿必须在 7～14 天手术，最迟不超过 28 天，时间长，左心室退化，或左、右心室发育不对称，则不能行根治手术。目前手术方法多应用大动脉调转术，即在大动脉水平将主、肺动脉调转矫治心脏畸形（图 23），获得解剖上的根治。未及时手术，年龄增大后采用其他术式，远期并发症增多。合并有室间隔缺损的大动脉转位，血液在心室内混合，患儿得到部分氧合，手术时间可以推迟，根据室间隔缺损大小定时间。如果室间隔缺损够大则手术时间可以推迟至 2～4 月。时间过长出现肺动脉高压，预后也很差。

常见先天性心脏病右室双出口合并大动脉异位与大动脉转位有相似之处。

室间隔完整型肺动脉闭锁 是一种动脉导管依赖先天性心脏畸形，包括肺动脉闭锁或重度狭窄，不同程度的右心室和三尖瓣发育不良，及冠状动脉循环异常（图 24）。血流

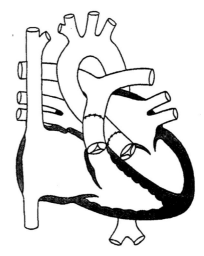

大动脉转位术后
图 23

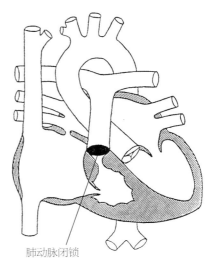

肺动脉闭锁

图 24

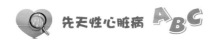
完全不能进入肺部，生存主要靠动脉导管。如未经治疗，患儿出生会因缺氧，50％死于新生儿期，80％死于6月时。

临床症状：出生后不久进行性青紫，常伴有心动过速和呼吸急促。心脏彩超可明确诊断，通过彩超，测定三尖瓣瓣环、右心室大小，确定治疗方案。早期可应用药物，前列地尔3～5 ng/（kg·min），静脉持续推注或应用介入的方法，在导管内植入支架，保持其开放，待患儿6月后再手术治疗。

急诊手术，行体—肺分流术，保持一定肺动脉血流量，以后可采取其他手术方法，如经胸直视下肺动脉瓣狭窄球囊扩张。根据右室发育情况，行体外循环下选择右室流出道补片加宽术，或一个半心室手术。

其他先天性心脏病部分类型如永存动脉干与肺动脉闭锁有相似之处。

　　正常心脏的两个心房通过两组房室瓣分别与两个心室相连接，而单心室是指两个心房通过两组房室瓣与一个心室连接，通常一个心室发育较好，而另外一个心室发育不良（图25）。由于手术治疗无法对发育不平衡的两个心室进行分隔，因此形成功能性单心室这一观点。常见先天性心脏病功能性单心室类疾病有单心室、三尖瓣闭锁、二尖瓣闭锁（图26）、肺动脉瓣闭锁、心室发育不对称的右室双出口、大

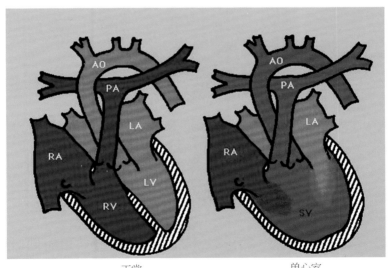

正常　　　　　　　　　　　单心室

AO 主动脉　　PA 肺动脉　　LA 左心房　　RA 右心房
RV 右心室　　LV 左心室　　SV 单心室

图25

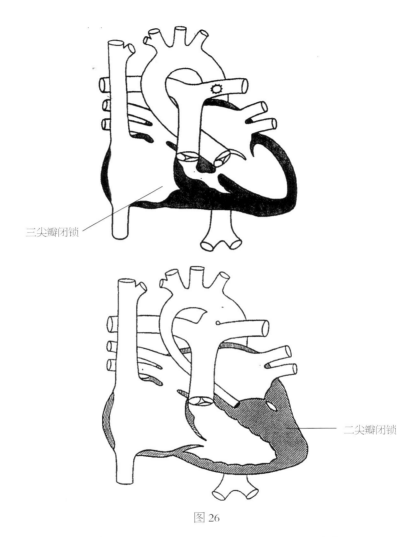

图 26

动脉转位、Ebstain 畸形、永存动脉干等。大部分病人合并有肺动脉狭窄，临床表现为紫绀，生长发育迟缓。手术根治困难，目前多选择功能性矫治，即在 6 月时先行双向 Glenn 术，2 年后再行全腔肺手术。

什么是根治手术、减症手术

先天性心脏病手术治疗方式很多，因病情不同，术前谈话时会碰到一些不同的概念，如根治手术、分次手术、减症手术、功能性矫治手术。根治手术是通过手术矫治使患儿心脏能恢复至正常的解剖结构，适应于常见的先天性心脏病如房间隔缺损、室间隔缺损、动脉导管未闭等。也有一些手术术后可以基本接近正常人的心脏解剖结构，但远期会出现相关问题，如法洛氏四联症、重度肺动脉瓣狭窄、肺动脉闭锁的肺动脉重建手术后，虽然加宽肺动脉至正常水平，远期因为没有肺动脉瓣，会产生肺动脉瓣反流，导致右心室扩大，影响心功能。还有一些疾病手术需使用异体生物组织，如右室双出口部分肺动脉闭锁，手术中连接右心室至远端肺动脉常用牛颈静脉带瓣管道，远期会产生钙化，影响其功能，需要二次和多次手术。有些疾病不能一次施行根治手术，必须先行减症手术，也常称为姑息性手术。治疗的目的是先让患儿的症状减轻，为将来的根治手术创造条件，需要分次进行手术，而达到根治，如法洛氏四联症，合并肺动脉发育不良，及肺动脉闭锁，都需要先分次手术，逐步增加肺动脉血流量（图27），促进肺动脉发育。也有一些手术是限制肺动脉血流量，如多发室间隔缺损，完全性房室共同通道，患儿出生后，因肺血多，易患呼吸道感染。形成肺动脉高压，心功能不全需要在早期行肺动脉环缩手术（图28），限制肺血流量，改善临床症状，让心脏功能获得改善，以后再行根治手术。

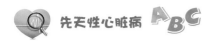
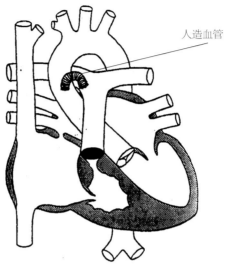

人造血管

图 27

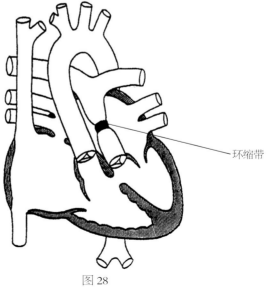

环缩带

图 28

　　功能性矫治手术　是指解剖上不能矫正患儿的心脏畸形，但通过手术将血流方向改变，减轻心脏负荷，改善患儿心功能，增加肺血流量，如临床常用于治疗功能性单心室、三尖瓣闭锁、肺动脉瓣闭锁的腔肺连接手术。常用的腔—肺吻合术有 Glenn 手术，即上腔静脉—右肺动脉吻合术，至少 2 年以后，二期再将下腔静脉与肺动脉吻合，即全—腔肺吻合术（图 29）。通过机体的运动、呼吸来替代右心室功能，让血液直接进入循环至肺部，增加肺循环血量，让心脏只起左心室的作用，以减轻患儿的心脏负荷，增强心功能。目前临床应用逐步

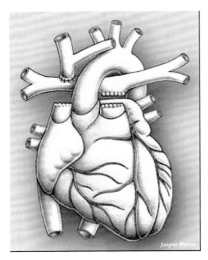

Glenn 手术

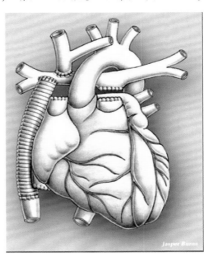

全腔肺手术

图 29

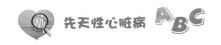

增多，范围也越来越广。手术后可以明显改善紫绀，增强活动能力，但仍不可剧烈运动，远期也会出现一些问题，因为用人造血管连接下腔静脉及肺动脉，常见并发症有血栓形成，心律紊乱，心功能不全，胸、腹水等。如有上呼吸道感染，肺动脉血管阻力增加，易出现上肢及颜面部水肿，手术后家长要学会护理，每天记录小便量，测体重，及时调整利尿剂剂量。对于这些复杂的先天性心脏病，家长的治疗目标应该比较实际，但也不必心情沮丧，虽然不能根治，但能够通过手术改善心功能，提高生活质量，降低死亡率。

术前准备

　　患儿在进行手术前，家长需在各方面做好准备，包括精神、心理、经济及物资等方面。现在资讯发达，可以通过上网、阅读相关书籍，充分了解患儿的病情及治疗方案，进行评估。可以根据我们前面所述相关知识，如患儿心脏基本结构是否完整，两个房、室及大血管是否存在，如果没有，都是复杂、严重的先天性心脏病，往往诊断、治疗困难，不能根治，或需要分次手术，治疗会成为一个长期的过程，给家庭生活带来压力。另外，如瓣膜发育得怎样，特别是二尖瓣有问题，往往影响患儿预后，或需要多次手术。先天性心脏病患儿，病情的个体差异比较大，面临的手术风险不一样，也有的病情不复杂，诊断容易明确，但病情重，合并症多，如大的室间隔缺损，常合并心功能不全、肺动脉高压、反复肺炎、营养不良，需要急诊手术，手术后呼吸机治疗时间长，反复感染，脱机困难，风险大。家长要有充分的思想准备，家庭的每一个成员都要充分了解病情及手术风险。现在许多小夫妻爸爸、妈妈年轻，因为害怕年龄大的爷爷、奶奶、外公、外婆担心，不如实告诉病情，手术不顺利，容易引起矛盾。经济上的准备包括患儿医疗保险，及各种有可能申请的基金资助。物资上如入住监护室，患儿应该穿柔软对开的衣服，准备尿布、纸巾、脸盆、护肤膏；母奶喂养，准备挤奶器；有消化不良、腹胀者，需要选用营养高，易消化的食物；长期禁食的患儿，需要用鼻饲，有时需进食米汤、菜汤、果蔬汁、小安素等。

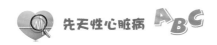

心脏手术是怎么做的

　　心脏手术与其他手术不同，因为心脏畸形的矫治，大多数需要在心脏停跳的情况下进行，因为诊断技术的进步，逐步做到早发现，早治疗。宝宝体重轻，我们最轻的做到体重 2 000 g 小儿。手术显微化，医生要用 2.5～4.5 倍的手术显微镜（图 30），首先使用全身麻醉，结合应用气道吸入麻醉和静脉麻醉（图 31），建立体外循环辅助。血液抗凝后，通过插管把机体的血液从静脉引流至人工心肺机，氧合、变温后重新输入体内（图 32），应用体外循环技术来暂时替代心脏和肺的功能，让机体获得供氧，同时需要心肌保护技术。应用高钾

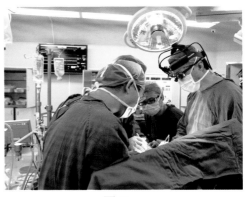

图 30

的冷心肌保护液，让心脏在低温的条件下停跳，这样才能根治心内畸形。体外循环的时间是由所使用的氧合器的有效时间所决定的，目前临床上使用较多的是中空纤维膜式氧合器，时间过长会纤维堵塞，氧合效率降低，二氧化碳潴留，8 小时以内比较安全。随着技术的进步，氧合器的构造越来越精细，功能越来越全，将氧合、变温、滤过功能集中在一起，有效时间也逐步延长。我们使用的泵头为滚压泵，通过挤压血液向前形成一定的压力，维持体外循环的血压。运行过程对机

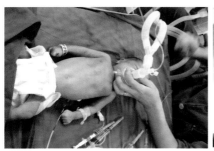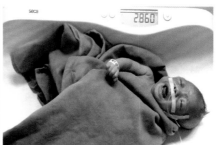

图 31

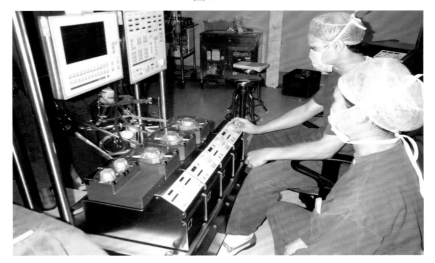

图 32

体血液成分造成破坏，凝血物质损耗，往往是手术后出血多的原因。特殊的病人如新生儿、紫绀患儿，手术前需先准备血小板、凝血因子等，手术后使用以预防出血过多。体外循环还会产生一些微小血栓、气栓，引起神经系统并发症，重者可致抽搐、意识丧失、高热、肢体

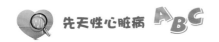
运动障碍，轻微的有脑水肿症状，如意识障碍、凝视、不哭、不闹、不认识父母，或植物神经症状，不出汗，一边肢体冷，一边肢体热，家长都要仔细观察。神经系统症状如果出现，最有效的治疗就是尽早进行高压氧治疗。还会有一些其他反应，如胃肠道水肿、食欲差、易呕吐，所以进食不宜太早，逐渐加量，恢复需要 2～3 天。手术使用的材料，多数不可吸收，但对机体没有影响，如缝合线、涤纶补片，现在也使用吸收性缝合性，手术后可不用拆线，20 kg 以上患儿使用的钢丝缝合胸骨，以后不可行磁共振检查。

ICU 监护

心脏手术后患儿入住监护室（图 33），密切观察，即术后治疗，待心、肺功能基本恢复后才能回到普通病房。先天性心脏病手术好比一个大的工程，完成后对血液动力学有很大的影响，患儿必须逐步适应，才能够恢复，术后早期需让心脏的做功降到最低。在 ICU 内监测心率、心律、血压、呼吸、尿量、胸腔引流量等生命指征（图 34）。

呼吸　呼吸机辅助，帮助患儿改善呼吸功能，设定呼吸机条件，根据患儿呼吸恢复的情况，降低呼吸机辅助的力度。氧浓度 1.0～0.4，呼吸频率 30～10 次 / 分以下，至自主呼吸完全恢复。不能脱离呼吸机往往是因为呼吸功能没有恢复，原因很多，常见心脏功能不全，呼吸道感染，肺炎未完全治愈，术后肺水肿没有消退，术后肺血流量仍然未达到正常水平。胸腔积液、积气，都有可能影响呼吸功能。

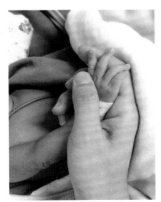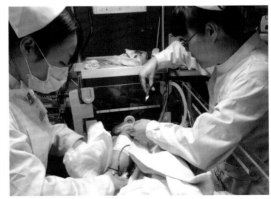

图 33

心功能 血压至正常，机体组织有较好灌注，需用血管活性药物，增强心肌收缩力，常用多巴胺、多巴酚丁胺、肾上腺素。使用剂量根据患儿心功能恢复状况

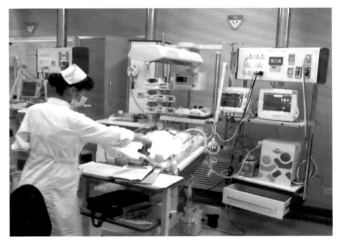

图34

逐步调整，在低剂量的情况下，患儿心功能平稳，可转回病房。

尿量 术后观察内脏循环状态的重要指征，法洛氏四联症 Glenn 手术后病人，持续应用利尿剂，不少于 1 mL/（kg·h）。每天根据尿量调整剂量，效果不好则要考虑使用腹透。

胃肠道 体外循环手术后恢复需要 2～3 天时间，常见有水肿、出血等并发症，进食需逐步增加。

预防感染，纠正电解质平衡 体外循环术后，机体脏器水肿，术中药物代谢、恢复需要时间。术后对新循环系统适应有一个过程，容易出现电解质紊乱。手术创伤，异物置入，需要常规使用抗生素预防感染。

引流 术中抗凝使用肝素，体外循环致凝血物质减少，及外科性原因，创面渗血、出血都会持续一段时间，需密切观察，如果量过大，每小时出现≥全身血量的 10%，连续 2～3 小时，则应高度怀疑

外科性出血，需再次入手术室止血。术后还应充分止痛，让病人休息，减少心脏负荷。心、肺、胃肠道功能恢复后增加活动量，减少监护内容后方可转回病房，时间长短根据病情而定。

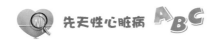

术后早期怎样护理

　　宝宝从监护室出来回到妈妈身边，康复的过程需要互相配合才能完成。要注意观察宝宝的呼吸、循环，带回病房的血管活性药物剂量，及每天的出入量。较重的患儿需要吸氧，流量一般从高到低至停。心率、血压是否稳定，血管活性药物的静脉通路要保持通畅。刚回到病房，会出现一些常见的问题：（1）兴奋，晚上不睡。有几种可能，如疼痛、应用血管活性药物及低钙，可以适当应用镇静剂，及补钙。（2）发热。轻度发热、弛张热，是术后常见现象，可能为手术创伤引起的吸收热，如果持续高热，则要考虑肺部感染，及创口感染未控制，抗生素是否要升级或更换。（3）痰多。术后使用呼吸机，小儿自己不会咳嗽，引起痰多，肺不张，妈妈需学会拍背，吸痰，经常为患儿变换体位。（4）食欲不佳。体外循环术后胃肠道水肿，需等待消退后逐步增加食量。进食减少，引起电解质紊乱，低钠、低钾，出现腹胀、倦怠、无力、嗜睡。注意退热药物都会引起出汗，记录出量时也要算在内，一天应用不超过 3～4 次，不要与地高辛同时服用。

如何做胸部物理治疗

手术后早期，妈妈要帮助拍背，因为婴幼儿不会咳嗽，气道比较窄，痰液自己排出困难，需要帮助进行胸部物理治疗（Chest Physiotherapy，CPT），通过一系列的咳嗽辅助方式帮助清除肺部黏液。先天性心脏病矫治术后常可继发肺不张和肺部感染，除了必要的呼吸支持治疗和适当地应用抗生素外，胸部物理治疗是非常有效的治疗方法。一般在婴儿吃奶前和睡前进行，每天4～5次，每次10分钟左右（图35、图36），体位引流。它是靠重力和气流作用引流分泌物，采用抬高床角的办法。体位变换则是经常翻身，能预防肺内分泌物堆积和改善受压部位肺扩张。拍击振动是从胸部外侧向内拍，由下而上，每次5分钟，结合超声雾化等，对分泌物稠厚的患儿采用。

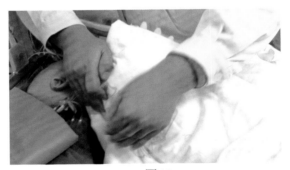

图 35

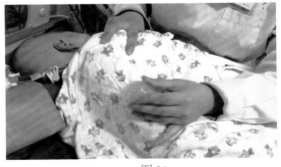

图 36

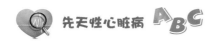

胸骨、皮肤什么时间愈合

心外手术为无菌伤口，引流管拔出后，无需每天换药物，10 天左右拆线，天热宜暴露，保持干燥至拆线。瘢痕在我国的患儿中发生率较高，主要由体质的个体差异决定，防止瘢痕的治疗药物在 3 月以内鼓励应用，对部分患儿有效果。长期卧床，小儿皮肤容易溃烂，应加强清洁，保持干燥，也可以准备护肤用品，如婴儿护臀膏等。小儿骨骼生长快，胸骨早期会形成隆起，主要是保持平卧，1 月基本可以愈合。20 kg 以下现在多用可吸收线缝合，以上多用钢丝缝合固定。3 月可完全康复，参加体育活动，2 年以内胸骨自己逐步塑形，适当的固定装置对预防胸骨畸形有帮助。

术后的饮食、休息与活动

1.饮食

　　量应该逐步增加，根据康复情况而定，从平时的1/2，到80%，再到普通量。常见的错误是，有些妈妈，宝宝一哭就喂，自己也不知道吃了多少，此时可以用安抚奶嘴。药物需单独喂，不可放入奶中给宝宝，这样会拒食，无需特别"忌嘴"。做到出入量基本平衡，有发热、汗多者，入量可以稍多，但应视术后体重、尿量，进食过量会增加心脏的前负荷。按心功能恢复情况逐步加量。在质的方面，幼儿饮食以清淡、易消化为主，要求低盐，糖水、牛奶、米糊、稀饭、面条、鸡蛋、鱼汤均可，新鲜水果如苹果、梨、西瓜都可，自备榨汁机做一些新鲜果汁，不要进食肥腻、辛辣、烟熏、油炸食物，饮食合理搭配，不要盲目食用补品。

　　早期因为气管插管后，患儿吞咽功能未完全恢复，特别是饮水会引起呛咳，要注意。

2.休息和活动

　　手术纠治彻底，无特殊并发症，术后3～4天可适当下床活动。不会行走的婴儿可由家长抱起翻身，伸伸手臂，拍拍背部。有心功能不全的患儿则需绝对卧床休息2～3周甚至更长，以减轻心脏负担，利于心功能恢复。术后3～6月不要剧烈活动，学龄儿童术后3月可上学，但不参加体育课，半年后复查经医生证实恢复良好，可逐渐恢复活动、学习和生活。

　　家长需要观察项目：出院 2 周内，每天量体温，注意有无发热及感冒症状；切口有无疼痛、红肿、裂开、流脓等；注意有无尿量减少，浮肿，口唇发绀。如出现上述症状要及时就诊。

术后常用药物有哪些

一般有四种，主要改善心功能。

1. 强心药

如地高辛。注意事项：（1）剂量要准，不可自行停药，如吃药后15分钟内吐掉要及时准确补吃。（2）服药时间要准，每12小时1次，不可随意改变，如早7点，晚7点。（3）服地高辛要与钙剂错开，如早晚服地高辛，中午服钙剂。（4）服药前测脉搏或心率，出现心律失常或心率慢于一定次数则减停1次。具体如下：年龄＜3月，心率＜120次/分，停药1次；年龄＜1岁，心率＜100次/分，停药1次；年龄1~5岁，心率＜90次/分，停药1次；年龄＞5岁，心率＜80次/分，停药1次。

2. 扩血管药

如卡托普利（开博通），常用于动脉导管未闭手术后，降低体循环压力。注意事项：严格遵医嘱，初始阶段或调整剂量时，需测量血压，如低于正常值，应停用。波生坦可降低肺动脉压力，应用于肺动脉高压，也对体循环有影响，早期也要测量血压，长期使用注意复查肝功能。

3. 利尿剂

如速尿、双氢克脲塞，为排钾类利尿药，单用注意补钾，同时服

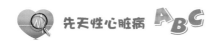

用氯化钾。安体舒通为留钾利尿药。两者合用较好。双氢克脲塞、安体舒通为中效利尿药,有效时间为 12 小时,服用时早晚各 1 次较好;减药时,应该减量,不减次数。因为利尿药都是长期使用,家长应学会观察患儿的眼睑、面部有无水肿,每天称体重来调整剂量。

4. 抗凝药

如阿司匹林(巴米尔)常用于 Glenn 手术后,或有人造血管植入的患儿,易引起胃肠道出血,需在饭后服用,常见有腹痛,黑便时要复诊,调整用药。

可以预防接种吗

关于预防接种是家长们都常常面对的问题，包括两个方面。

1. 手术前

如果患儿平时心功能正常，未服用任何强心药物，都可以与正常孩子一起进行预防注射。也有先天性心脏病患儿体质稍差一些，也可能注射后比其他孩子反应会大一些，需根据具体情况评估，因为不注射疫苗引起的传染病导致的后果是灾难性的。

2. 手术后

一般出院 3 月后，心功能恢复好，无呼吸道感染，可以进行预防接种。

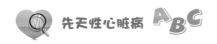

为什么手术后还会有杂音

　　心脏手术后部分小朋友还可以听到杂音，并不奇怪，一部分是正常情况下产生的。如肺动脉狭窄、法洛氏四联症手术，有右室流出道异常肌束切断，肺动脉瓣切开，或流出道补片扩大，流出道不光滑，血液流过时出现涡流，就会产生杂音。再如室间隔缺损修补术后，应用心脏补片、垫片，同样原理也会产生杂音。但也有一些是病理性的，如室间隔缺损修补术后残余分流，还有小的缺损，0.5 cm 以下可以先观察，一些可以自己愈合。残余梗阻，如法洛氏四联症手术后流出道疏通不完全，仍有压差，产生杂音，需要测定压差来决定是否需要再次手术。另外，瓣膜手术后，仍有不同程度的狭窄或关闭不全，也会产生收缩期或舒张期杂音。

手术对孩子将来会有影响吗

对于先天性心脏病治疗，家长们最为关心的事情是患儿手术后与正常人是否一样，将来生活有没有问题。这些取决于患儿病情。解剖上达到根治，患儿手术后与正常人没有差别，如室间隔缺损、房间隔缺损、动脉导管未闭根治术后，将来可以参加各种运动，读大学，参军，当运动员。有一些根治术后，解剖结构接近正常，比如法洛氏四联症、肺动脉狭窄，手术将肺动脉扩大到正常人的水平，对血液动力学无影响。但在解剖结构上有差异，因为没有肺动脉瓣，将来肺动脉瓣反流，成年以后可能逐步形成右室扩大，部分还需再次手术，如经导管植入肺动脉异种异体的生物瓣治疗肺动脉瓣反流，远期对患儿会产生影响。这部分患者过普通人的生活没有问题，包括生育、体力劳动也没有问题，建议不要当运动员。还有一些手术，如完全性房室共同通道二尖瓣、三尖瓣修复后，要密切观察瓣膜功能，出现反流可能性较大，重度也需要再次手术。复杂先天性心脏病的功能性矫治手术如单心室、三尖瓣闭锁、肺动脉闭锁的腔肺连接手术，患儿心功能会有明显进步，可以正常生活，但不可参加重体力劳动，远期也有一些问题，如心脏扩大引起的心律失常，人工管道狭窄需再次更换及血栓形成等，家属对预后应该充分了解。

图书在版编目(CIP)数据

先天性心脏病 ABC/舒涛,杨雪茹著.—厦门：厦门大学出版社,2015.1
ISBN 978-7-5615-5344-2

Ⅰ.①先… Ⅱ.①舒… ②杨… Ⅲ.①先天性心脏病-诊疗
Ⅳ.①R541.1

中国版本图书馆 CIP 数据核字(2014)第 292880 号

官方合作网络销售商：

厦门大学出版社出版发行

(地址:厦门市软件园二期望海路 39 号　邮编:361008)
总 编 办 电 话:0592-2182177　传真:0592-2181253
营销中心电话:0592-2184458　传真:0592-2181365
网址:http://www.xmupress.com
邮箱:xmup @ xmupress.com
厦门市金凯龙印刷有限公司印刷
2015 年 1 月第 1 版　2015 年 1 月第 1 次印刷
开本:889×1194　1/32　印张:2.125
字数:51 千字　印数:1~3 500 册
定价:25.00 元
本书如有印装质量问题请直接寄承印厂调换